NOUVELLE MÉTHODE

POUR FAIRE

LES PRÉPARATIONS ANATOMIQUES

SÈCHES,

ET LEUR CONSERVER L'APPARENCE ET LES AVANTAGES DES PRÉPARATIONS FRAICHES, SANS EN AVOIR LES INCONVÉNIENS.

TRADUIT DE L'ANGLAIS DE J. SWAN,

Par C. J. B. COMET,

Chirurgien et Accoucheur, ex-Chirurgien attaché aux Hôpitaux militaires de Paris et aux armées, Chirurgien-major dans la Garde nationale, Membre de la Société médico-pratique de Paris, de celle d'Instruction médicale ; Bachelier en la Faculté des Lettres de la même ville, etc.

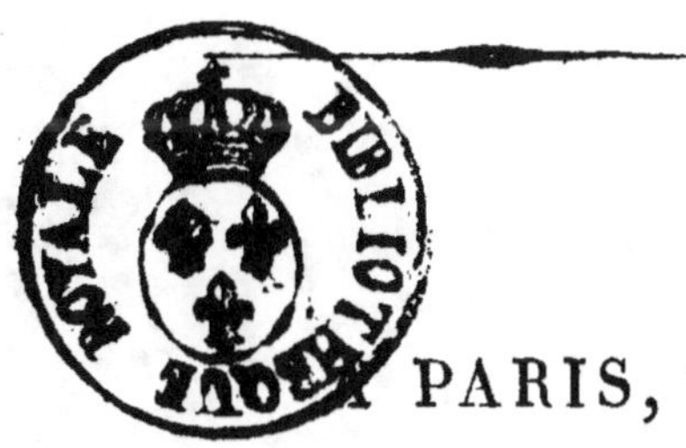

PARIS,

Chez l'AUTEUR, Médecin des Bains Saint-Sauveur, rue St.-Denis, n°. 277 ;
Et chez MÉQUIGNON-MARVIS, Libraire, rue de l'Ecole de Médecine, n°. 3.

1819.

IMPRIMERIE DE MADAME VEUVE J. L. SCHERFF,
PASSAGE DU CAIRE, N°. 54.

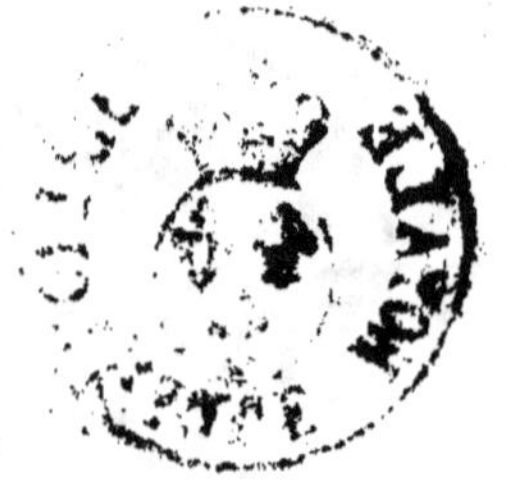

INTRODUCTION.

Tous ceux qui se sont occupés d'anatomie, et qui ont été convaincus de l'utilité des préparations sèches, doivent avoir eu à regretter de ne pouvoir conserver celles pour lesquelles ils avaient fait beaucoup de frais et employé beaucoup de tems. Le procédé que j'ai adopté et que je vais faire connaître, n'a pas seulement pour but de remédier à un grand nombre de désagrémens auxquels les anatomistes sont exposés, mais procurera aux préparations anatomiques sèches, des avantages qu'elles n'ont jamais encore possédé.

Ces avantages sont :

1°. Que les muscles ne diminuent pas autant de volume comme ils le font par la méthode ordinaire.

2°. Les parties tendineuses sont distinctes des parties charnues, de sorte que les muscles conservent presque la même apparence que lorsqu'ils viennent d'être disséqués.

3°. L'inégalité de volume qui existe entre la masse des muscles et les vaisseaux sanguins injectés, est tellement diminuée, que le chirurgien peut se former une meilleure idée des artères, parties d'une si grande importance.

4°. Les nerfs sont aussi conservés dans leurs dimensions et situations ordinaires. Ainsi donc, les muscles, les artères, les veines et les nerfs, sont montrés dans les lieux qu'ils occupent naturellement.

5°. Les préparations faites d'après cette nouvelle méthode peuvent se conserver dans quelque climat que ce soit. La chaleur ne les affecte que peu. Un air humide ne les détruit pas et altère même faiblement leur superficie.

6°. Elles n'ont aucune odeur désagréable et peuvent par conséquent être conservées dans des lieux où les autres préparations ne pourraient pas être supportées.

7°. Elles ne sont pas sujettes à la destruction qu'opèrent constamment les insectes, et particulièrement les *Dermestes*, dans les préparations faites par les méthodes ordinaires.

8°. La putréfaction quoique existant déjà à un état avancé n'empêche pas que de tels sujets ne soient bons à faire de bonnes préparations. La putréfaction est arrêtée par les substances employées et n'est plus susceptible de se reproduire après.

9°. Enfin, elles sèches promptement et ne sont pas attaquées par les mouches et autres insectes, pendant leur dessication.

NOUVELLE MÉTHODE

LES PRÉPARATIONS ANATOMIQUES

SÈCHES.

Pour décrire la manière de faire ces prépara-tions je prendrai seulement le bras pour exemple.

Le membre devra être choisi autant débarassé de graisse que possible. Une solution de deux onces d'oxi-muriate de mercure dans une demi-pinte d'esprit de vin rectifié sera injectée dans les artères, et le lendemain on fera une autre in-jection avec une pareille quantité d'esprit de vernis blanc (1) dans lequel on ajoutera un cinquième de vernis de thérébentine et un peu de vermillon. Le membre doit ensuite être placé dans de l'eau chaude, et y rester jusqu'à ce qu'il soit convena-blement échauffé pour faire la grosse injection dans les artères, et les veines même, s'il est néces-saire. Si l'on doit injecter les veines, il vaut mieux en faire sortir le sang qu'elles contiennent, avec de l'eau, avant de pousser dans les artères la so-

---

(1) Voyez la composition de ce vernis à la fin de cet ouvrage.

lution d'oxi-muriate de mercure, parce qu'il revient toujours par les veines quelques portions de cette injection qui coagule tout le sang qu'elles contiennent, et empêche la grosse injection de parvenir dans les plus petites branches.

Après que le membre a été injecté on le dissèque. Chaque fois que l'on quitte ce travail, (et quelquefois aussi pendant la dissection), il est bon de couvrir les parties qui ont été mises à découvert avec un linge imbibé d'eau ; et lorsqu'on reprendra la dissection on remarquera un grand avantage, c'est que les parties injectées avec la solution de muriate sur-oxigéné souffrent très-peu d'altération en plusieurs jours, et sont retrouvées dans le même état où on les a laissées ; tandis que par la méthode ordinaire, en un, ou au plus deux jours, tout est si changé, qu'il y a peu de profit à revoir ce qui a été fait, et si la dissection est longue on le reconnaît à peine lorsque tout est fini. Un autre avantage c'est que l'on peut disséquer partout puisque cela ne porte aucune odeur.

Lorsque la dissection est achevée, c'est-à-dire, lorsque toutes les parties sont à découvert ; et que l'on a ôté toute la graisse et le tissu cellulaire, il faut mettre le membre ainsi préparé dans une solution de deux onces d'oxi-muriate de mercure dans une pinte d'esprit de vin rectifié et l'y laisser plongé entièrement pendant une quinzaine de jours au moins, car il ne peut y rester trop long-tems. Le tems de cette macération doit toujours être compté de la fin de la dissection. Une boîte de chêne peinte en blanc et vernie, est ce qu'il y a de mieux pour contenir le membre dans la solution. On aura soin que le couvercle ferme ermétiquement pour empêcher l'évaporation de l'esprit de vin. Les vases métalliques ne sont pas convenables.

Afin d'économiser la solution je mets l'épaule à un bout de la boîte, et comme il n'y a besoin que de peu de liquide pour couvrir la main, j'élève l'autre extrémité. Par ce moyen une plus grande quantité de solution est portée à la partie qui a le plus besoin d'en être recouverte. De plus comme il y a de grands espaces entre le bras et les côtés de la boîte, je place dans ces espaces des bouteilles à demi remplies d'eau, ce qui fait qu'une bien moins grande quantité de solution devient nécessaire. Les bouteilles ne doivent pas presser sur le membre, car il faut que la solution parvienne librement à toutes ses parties.

On retirera le membre tous les deux ou trois jours, et on ôtera tout ce qui pourrait rester de tissu cellulaire, puis on le remettra en mettant la partie qui touchait le fond de la boîte en dessus. La meilleure chose pour placer la préparation lorsqu'on la retire de la solution, est une auge de boucher qu'on aura d'abord bien huilée, sans quoi ce vase s'imbiberait de manière à causer une grande perte de solution.

Toutes les choses dont on fera usage doivent être très propres, et comme la solution agit beaucoup sur les instrumens, il faudra les tremper de tems en tems dans du vernis blanc.

Quand le membre aura resté assez long-tems dans la solution, on l'en retirera pour le vernir et le peindre. Pour faire cela commodément, on fixera à chaque bout d'une table ou d'une planche, un morceau de bois d'un pied et demi de long sur trois pouces quarrés d'épaisseur. Au milieu de cette pièce de bois vers son bord supérieur, on pratiquera un trou pour recevoir une vis de bois d'un demi pouce de diamètre sur six de long. L'extrémité de chaque vis doit être percée d'un trou pour recevoir des cordes avec lesquelles l'épaule peut être attachée d'un côté et la main de l'autre. La meilleure manière pour fixer la main, est de se servir d'un morceau de bois de quatre pouces de long et d'un demi pouce d'épaisseur, au travers duquel on perce huit trous à peu près à un tiers de pouce l'un de l'autre. Alors on passe un morceau de ficelle à l'extrémité de chaque doigt, et chaque bout de la corde par un des trous. Par ce moyen tous les doigts seront attachés au morceau de bois. Un autre trou doit être fait à peu près au milieu de ce morceau de bois, par lequel doit passer une corde attachée à la vis.

Quand le membre est ainsi suspendu, il faut l'essuyer avec un morceau de linge propre, et placer un petit morceau de bois entre les tendons du fléchisseur sublime et du profond, près le poignet. Le membre doit être ensuite enduit de vernis blanc. Le même jour, les nerfs, les tendons et expansions tendineuses doivent aussi être vernis; ce que l'on répétera tous les jours une fois pendant trois jours de suite. Le cinquième jour les tendons doivent être recouverts d'une couche de vernis jaune et de peinture blanche (1) mêlés par parties égales; on recommencera cette opération le septième, le huitième et le neuvième jour. On enduira les nerfs aussi souvent qu'il paraîtra nécessaire, avec un mélange par parties égales de peinture blanche et de vernis blanc. Aussitôt que les muscles sont devenus roides ils peuvent être peints, en faisant attention que les nerfs et les tendons ne soient pas touchés par la peinture, ce que l'on évitera en interposant une petite pièce de bois entre ces parties et les muscles.

A peu près un mois après que le membre a été retiré de la solution, ceux des nerfs et des tendons qui ne sont pas suffisamment peints, doivent être recouverts de peinture et de vernis autant de fois que cela est jugé nécessaire. Mais on laissera toujours un jour d'intervalle entre chaque appli-

----

(1) Voyez la composition de cette peinture à la fin de cet ouvrage.

cation de peinture ou de vernis. Il en sera de même pour les parties des muscles qui paraîtront ne pas avoir été peintes, mais il est mieux d'attendre quelque tems de plus pour peindre chaque partie des muscles qui peut le réquérir.

Tout cela étant terminé, on lavera les tendons et les nerfs avec de l'huile de lin bouillie. La brosse dont on se servira à cet effet, contiendra aussi peu d'huile que possible, et devra être tirée doucement sur eux une seule fois. Il est essentiel de faire attention à ceci, parce que si l'on passait une seconde fois le pinceau, la peinture qui recouvre les tendons et les nerfs pourrait être détruite par l'huile de lin qui a beaucoup d'action sur cette peinture ; ce qui gâterait l'apparence de la préparation. Au bout de deux jours si l'huile est parfaitement sèche on en passera une couche sur la totalité du membre, et lorsque cette dernière est bien sèche aussi, il faut enduire le tout avec du meilleur vernis copal. Enfin, quand ce vernis sera sec, on en donnera une seconde couche et même une troisième s'il est nécessaire.

Les pinceaux que l'on emploie pour vernir doivent être de poils de chameau.

Vers le neuvième jour, après que les tendons ont été peints, la préparation peut être interrompue, et le membre rester dans cet état pendant quelque tems, suspendu dans un sac de papier. On peint les nerfs et les muscles quand il est plus convenable. C'est une grande économie de tems pour ceux qui étudient l'anatomie de s'avancer ainsi pendant l'hiver, et de pouvoir finir les préparations dans l'été lorsqu'ils en ont le loisir, puisqu'elles ne laissent échapper aucune mauvaise odeur.

Les artères et les veines doivent être recouvertes de vernis copal, auquel on ajoute un peu de vermillon pour les artères, et de bleu de Prusse pour les veines Cela doit être fait avant que le vernis copal soit appliqué au membre entier.

Pour conserver le foie, il faut injecter d'abord la veine porte et les conduits excréteurs avec de l'esprit de vernis blanc auquel on ajoute un cinquième de vernis de thérébentine et quelque matière colorante, telle que le rouge de plomb. Puis on fait la grosse injection, après laquelle le foie sera mis dans la solution pendant quinze jours au moins. Il n'est pas nécessaire de le chauffer avant de l'injecter.

Les ligamens se préparent de la même manière que les tendons.

Le même procédé peut être mis en usage pour la préparation des animaux, excepté que la peinture pour les muscles, les tendons, etc., doit être plus ou moins foncée, selon la couleur naturelle dans l'animal.

Il faut avoir soin s'il y a de la poussière dans les lieux ou se font les préparations, d'employer des moyens pour les en garantir, sans quoi elles seraient entièrement gâtées.

La solution peut servir plusieurs fois, mais il faut ajouter une nouvelle quantité d'oxi-muriate de mercure pour chaque préparation.

Je vais maintenant donner les recettes pour les peintures et les vernis qui sont faits selon les poids et les mesures des apothicaires. Le vernis copal, le vernis mastich, l'esprit de vernis blanc et le vernis de thérébentine, peuvent être achetés chez les marchands de couleur.

Vernis blanc.

Prenez : Baume de Canada. . . .⎱ De chaque
       Esprit de thérébentine. ⎰ trois onces.
       Vernis mastich . . . . .deux onces.

Mettez le tout dans une bouteille et agitez jusqu'à mélange parfait.

Le meilleur baume de Canada est celui qui est blanc et un peu opaque.

Vernis mastich.

Il se fait en mettant quatre onces de mastich en poudre et une pinte d'esprit de thérébentine dans une bouteille que l'on secoue tous les jours jusqu'à ce que la plus grande partie du mastich soit dissoute.

Vernis jaune.

Faites infuser une once de gamboge (gomme gutte) en poudre dans huit onces d'esprit de thérébentine pendant quinze jours ; après ce tems on prend partie égale de cette liqueur tirée à clair, de baume de Canada et de vernis mastich que l'on mêle ensemble.

Peinture blanche.

Prenez trois onces de la meilleure peinture blanche et une once d'esprit de thérébentine, mettez dans une bouteille et agitez. Quand on en fait usage avec le vernis il faut en mêler un peu de chaque à la fois.

Peinture pour les muscles.

Cette peinture se fait en broyant sur un marbre de la laque et très peu de bleu de Prusse avec du vernis blanc, auquel on ajoute un quart de vernis de thérébentine. La peinture pour le foie se fait avec de la laque, du bleu de Prusse et du vermillon mêlés de la même manière. On broie de même du bleu de Prusse seul, et on en ajoute un peu au vernis copal pour les veines.

Pour la commodité, on peut avoir de petites fioles remplies de ces différentes peintures, et on en verse un peu lorsqu'il y en a besoin.

Comme dans le tems chaud, la grosse injection

maintenant en usage, est susceptible d'échapper par les ouvertures qui peuvent avoir été faites aux vaisseaux; je fais usage de la suivante :

Injection rouge.

Cire........................... quatre onces.
Vernis copal ordinaire....... demi-once.
Plomb rouge................. demi-once.
Vermillon.................... deux gros.
Faites fondre ensemble de la manière ordinaire.

Injection verte.

Cire........................... quatre onces.
Cendres bleues.............. demi-once.
Vernis copal ordinaire........ demi-once.

Injection bleue.

On ajoute à l'injection verte un demi-gros de bleu de Prusse en poudre.

La solution de muriate sur-oxigéné est convenable pour toutes sortes d'animaux, mais comme la plus grande partie de ces animaux, excepté les poissons, peut être bien préservée par d'autres moyens, je vais donner ceux de conserver les poissons, de manière qu'ils peuvent presque avoir la même apparence que lorsqu'ils sont tirés de l'eau.

Il faut enlever tout le mucus qui les recouvre avec de l'eau et du savon ; on ouvre l'abdomen et on le vide, on extirpe les yeux ainsi que la grande arrête et le plus possible de chair, puis on met le poisson dans la solution d'oxi-muriate de mercure employée pour les autres préparations anatomiques, et on l'y laisse quelque tems. Quand on l'en a ôté il faut le remplir avec de l'étoupe et du plâtre, ou avec de l'étoupe et de la peinture blanche mêlée avec le vernis suivant :

Prenez : Résine jaune.......... cinq livres.
   - Esprit de thérébentine, trois demi-
                 setiers.

Faites dissoudre.

On coud l'abdomen, puis on pend le poisson pour le faire sécher. On peint les ouies en rouge, et quand il est parfaitement sec on le vernis.

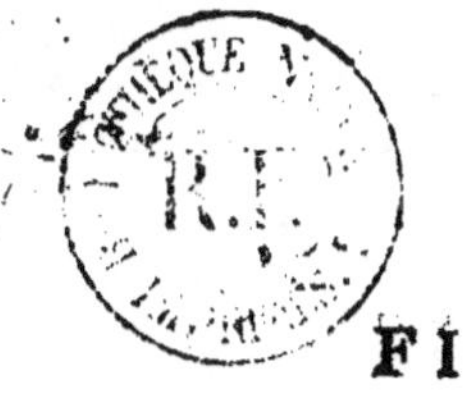

FIN.